HYGIÈNE

DES

GENS NERVEUX

ET DE CEUX QUI SOUFFRENT

NE CONNAISSANT

NI NOM NI REMÈDE AUX MAUX QU'ILS RESSENTENT

PAR A. FASCE

TROISIÈME ÉDITION

PARIS

E. DENTU, LIBRAIRE-ÉDITEUR

PALAIS ROYAL, 15, 17 ET 19, GALERIE D'ORLÉANS

1878

HYGIÈNE

DES

GENS NERVEUX

ET DE CEUX QUI SOUFFRENT

NE CONNAISSANT

NI NOM NI REMÈDE AUX MAUX QU'ILS RESSENTENT

PAR A. FASCE

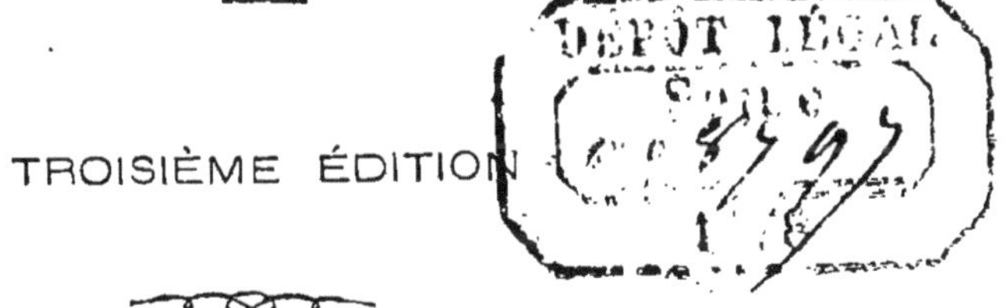

TROISIÈME ÉDITION

PARIS
E. DENTU, LIBRAIRE-ÉDITEUR
PALAIS-ROYAL, 15, 17 ET 19, GALERIE D'ORLÉANS

1878

AUX NERVEUX

ET

A CEUX QUI NE CONNAISSENT NI NOM NI REMÈDE

AUX MAUX QU'ILS RESSENTENT

Vous, hommes, qui, par une cause quelconque : fatigue excessive, effroi subit, privations prolongées de *n'importe quel genre,* études absorbantes, etc., etc., avez senti soudain un mouvement, un ébranlement nerveux, une terreur qui vous a laissé un état de sensibilité extrême;

Vous, femmes, qui, soit pendant votre grossesse, soit après, ou soit par une des causes dont je viens de parler, avez ressenti ledit effet;

Vous tous, enfin, qui, comme les précédents, souffrez de *vapeurs*, de vertiges, d'une espèce de trouble que je ne peux mieux décrire qu'en le comparant à un cauchemar que vous éprouvez tout éveillés ; d'affaiblissement momentané de la vue, d'alourdissements, d'impatiences excessives, d'angoisses, d'inappétence, d'insomnies, de frayeurs imaginaires, d'humeurs noires et de mille autres maux, sachez-le bien, c'est de la *mauvaise digestion*, de *l'air vicié* et des *influences atmosphériques* que vous viennent les malaises qui vous éprouvent. En effet, de même que votre odorat ne vous avise pas toujours que vous respirez un air qui vous nuit, celui, par exemple, qui contient des émanations du charbon de bois ; de même aussi, tandis que pour vous l'indigestion est chose rare, la *mauvaise digestion* vous est ordinaire, et vous croyez le contraire, parce que ce n'est pas votre estomac qui vous avertit que vous digérez mal, mais un agacement, une altération de votre partie faible, un malaise, le moral, les nerfs.

Au reste, *l'homme robuste qui a une mauvaise digestion vous ressemble*. Comme vous, il dit à qui veut l'entendre : « Je ne sais ce que j'ai ; cela ne va pas bien ; » et, inquiet, il consulte, prend médecine, etc. Mais, à moins qu'il ne soit victime de son ignorance, dès qu'il digère librement, l'homme robuste est guéri ; et vous, nerveux et tempéraments affaiblis, dès que vous digérez librement, vous n'êtes pas guéris, parce que vous ignorez ce que ces quelques pages ont pour but de vous apprendre.

Enfin, j'admets qu'il est vrai que les nerveux vivent longtemps ; mais c'est à la condition qu'il s'agit de ceux qui distinguent ce qui leur nuit le plus ; car, pour ceux qui ignorent qu'un régime leur est nécessaire et quel est ce régime, ils cherchent inutilement dans les remèdes connus un soulagement à leurs maux : vu l'ignorance des uns et les railleries incrédules des autres, leur état empire, et ce qui dès l'abord n'était qu'un malaise devient maladie grave.

HYGIÈNE

DES

GENS NERVEUX

DE L'AIR.

Tandis qu'il est indubitable pour tous que les émanations du charbon de bois respirées seules sont meurtrières, peu de personnes réfléchissent que ces émanations sont dangereuses ou au moins nuisibles, lorsqu'on les *respire* mêlées à de l'air vital. Dans les grandes villes, à Paris surtout, vu l'exiguïté des cuisines et le défaut de ventilation, ces funestes émanations se répandent dans l'appartement, et il ne suffit malheureusement pas qu'on occupe une pièce éloignée de la cuisine pour en être à l'abri. Aussi, combien de nerveux et de gens robustes perdent brusquement en s'asseyant à table, l'appétit qu'ils avaient gagné au dehors ! Combien d'indigestions, d'ivresses, de palpitations, d'attaques de nerfs ou de ce qu'on appelle ainsi, de pressentiments, de tristesses, de disputes, de maladies enfin, n'ont pas d'autre source que les exhalaisons que dégage le charbon de bois, auxquelles se mêlent souvent des émanations qui en augmentent le pernicieux effet.

L'air qu'on respire dans les cafés, les théâtres, les restaurants et dans les réunions nombreuses où il est insuffisamment renouvelé ; celui qu'on respire dans les bureaux, salles à manger et autres pièces chauffées par un poêle ou un calorifère ; enfin les émanations du gaz proprement dit, etc., etc., vous nuisent incontestablement ; mais, je le répète, parce que vous ne pouvez en distinguer la présence que difficilement, le gaz que dégage le charbon de bois est votre ennemi le plus redoutable.

DES ALIMENTS INDIGESTES.

Le *lait*, indispensable aux enfants pour qui il a été créé, est lourd pour l'homme robuste ; aussi est-ce parce que vous croyez à tort pouvoir en digérer une tasse en deux ou trois heures que, prenant un nouveau repas après ce trop court intervalle, vous vous assurez une mauvaise digestion.

Les *œufs*, qui vous alourdissent, sont pour vous comme pour l'homme robuste, d'une digestion très-difficile, *très-lente*.

Les aliments les plus nuisibles et qui, *presque tous, vous donnent des vapeurs*, sont :

Les *choux* ; les navets ;

La *soupe au riz*, qui vous refroidit l'estomac ;

Les harengs frais, les maquereaux, les sardines, en général tous les poissons gras et surtout les poissons que les pêcheurs de la Méditerranée appellent de roches et qui contiennent beaucoup d'électricité ;

Les sauces en général ;

Le pain grillé, le pain chaud ;

Les boudins, le lard ;

Les rognons, le foie, etc., des animaux de boucherie ; les pieds de mouton ;

Le bouillon de poulet ;

Tous les vins blancs, l'orgeat, la limonade et toutes les boissons et tisanes dites rafraîchissantes.

Beaucoup de nerveux ressentent un trouble,

quelque chose qui ressemble à un cauchemar, dès qu'ils ont avalé un morceau de gras de viande, pris une tasse de chocolat épais, mangé une soupe de semoule ou du beurre à demi cuit, tel que celui qu'on étend sur du pain pour le tremper dans du café.

La *salade*, les radis, les crudités en général, ainsi que la peau du raisin, que l'homme robuste rend comme il l'avale, produisent auxdits nerveux, de cinq à sept heures du soir, ou le matin à leur réveil, selon qu'ils en ont mangé à midi ou le soir, produisent, dis-je, un effet analogue. Cette espèce d'étouffement, de cauchemar, ce malaise enfin, vu leur ignorance de ce qui le produit, les épouvante et accroît ainsi leurs maux.

Les aliments indigestes sont particulièrement : la pâtisserie, les fritures composées de farine, de lait ou d'œufs, le veau, la charcuterie, les crustacés, la betterave, plusieurs espèces de fromages, les noix, les pommes, melons, fraises, framboises, groseilles, etc.

Les *mères* surtout doivent éviter les fruits à pepins et les mets réchauffés qui ont pris l'odeur du récipient.

Ainsi que le café, le thé agite, mais d'une manière différente; évitez le thé vert, il est plus que malsain.

L'oignon est un excellent *rafraîchissant* des voies urinaires; il a aussi beaucoup d'autres vertus, mais pris cru, il est indigeste.

L'ail est également très-sain et très-tonique, mais cru, il est indigeste; cuit, pourvu qu'on écarte les gousses, l'haleine n'en sera pas affectée.

Le citron pris sous forme de limonade chaude est un purgatif; pris froid et en grande quantité, il donne des crampes d'estomac.

Évitez la dangereuse absinthe.

Sauf les exceptions qui proviennent d'*alors que notre mère nous portait*, ou d'une indigestion que nous avons eue étant plus jeunes, la première ne s'effaçant jamais et l'autre disparaissant avec le temps, je crois devoir avancer que ce que je dis des aliments est applicable à tous les tempéraments indistinctement.

DES VARIATIONS ATMOSPHÉRIQUES.

L'approche d'un nuage vous est sensible ; mais c'est surtout lorsque le temps change que vous éprouvez un malaise que l'observation de mon régime atténuera.

Cet homme qui tempête, cette femme qui pleure, cet enfant maussade au matin d'un beau jour, vous annoncent l'orage qui éclatera le soir. Combien de personnes, pour avoir dîné copieusement, sont abattues par une brusque variation de la température, en hiver, par exemple, lorsque, dans la nuit, le dégel, un temps doux, vient tout à coup remplacer un temps sec et froid.

L'air de la mer, quelque sain qu'il soit, doit être respiré à distance, surtout lorsque le vent vient du large. Sur notre littoral de la Méditerranée, le vent du sud-ouest fort suffit pour vous donner des vapeurs, en gâtant votre digestion.

OBSERVATIONS GÉNÉRALES.

Lever.

Levez-vous de bonne heure. Rappelez-vous Washington, qui répondait à ceux qui lui disaient ne pas comprendre qu'il pût se retourner dans un lit aussi étroit que le sien : « Quand on se retourne dans son lit, il est temps qu'on se lève. » Vous serez de mauvaise humeur ou mal à l'aise si vous imitez ce plaisant qui, voulant se lever tôt, se levait toujours tard, parce qu'il écoutait, disait-il, la discussion qui s'élevait entre le devoir et la paresse.

Exercice.

Tout nerveux qui observera mon simple régime, marchera incontestablement vers une amélioration de son tempérament. Pour consolider cette amélioration, c'est-à-dire pour augmenter son bien-être, l'exercice est nécessaire.

Le travail sain est très-utile.

« Je plains l'homme accablé du poids de ses loisirs, » a dit un poëte.

La marche convient à tous.

Préférez les jeux en plein air à tous autres.

Des gaz ou vents.

Que vous receviez un coup, une insulte ou une lettre désagréable, le résultat matériel immédiat de ce choc moral ou physique, c'est l'arrêt, l'altération du mouvement régulier de la respiration; c'est-à-dire l'air vicié s'accumule, et de la mauvaise respiration qui en résulte, naît facilement un trouble qui nuit à la digestion du repas pris ou de celui à prendre. Observez que ce trouble enfante l'exagération, l'emportement, l'aveuglement, et sachez que la colère, pour tous si dangereuse, l'est plus encore pour vous qui, vingt-quatre heures après et presque toujours, heure pour heure, en ressentirez le contre-coup.

Parler longuement ou avec beaucoup de vivacité, courir ou monter en hâte, chanter avec âme, travailler, lire ou écrire avec trop d'application; rester longtemps absorbé dans une réflexion ou longtemps seul, tout ce qui enfin ennuie ou fatigue l'homme robuste d'une manière plus ou moins insensible, vous fait éprouver une tristesse passagère ou un malaise.

Vous comprenez que dans ce que je viens d'énumérer, pour vous comme pour l'homme robuste, ce sont les gaz ou vents qui agissent; il en est de même pour l'humeur noire que vous avez le jour et surtout le lendemain matin du jour que vous avez mangé des légumes secs non décortiqués, des lentilles particulièrement.

Rhumes.

C'est aussi vingt-quatre heures après que vous vous êtes enrhumé, que le rhume se déclare et que vous éprouvez un malaise dont je ne parle que pour que ce malaise ne vous effraye pas. Évitez de vous asseoir sur l'herbe fraîche ou sur un banc de pierre, surtout lorsque vous transpirez. Pour faciliter la transpiration, lorsque vous aurez pris froid, couchez-vous sans aucun vêtement dans une couverture de laine, et prenez un bol de tilleul, de sureau ou de camomille. Je ne parle pas du rhume de poitrine, qui vous est aussi rare que l'indigestion.

De quelques effets singuliers.

J'ai parlé de l'espèce de cauchemar que vous font éprouver certains aliments : les uns dès que vous les avez pris, les autres cinq ou six heures après ou le lendemain matin.

L'effet singulier que votre propre vue vous produit quelquefois, lorsque vous vous regardez dans une glace, indique une mauvaise digestion et l'utilité d'un vermifuge.

Celui tout aussi singulier que vous produit le son de votre voix n'a pas d'importance.

Vous saignez rarement du nez; mais c'est par la bouche et avec la salive que vous rendez ce sang qui, en descendant dans votre gorge, gêne votre respiration et vous donne de l'humeur noire.

Vermifuges.

Un vermifuge par semaine vous est utile : camomille, mousse de Corse, écorce de grenade, etc. ; jamais de pilules. Prenez les vermifuges à jeun ou deux heures au moins avant le repas, ou plus de trois heures après le repas précédent.

Du tabac.

Vous abstenir de fumer vaudrait mieux. Fumez avec modération le cigare ou la pipe, pas la cigarette. Presque toujours, lorsque vous accusez le tabac d'avoir un mauvais goût, c'est votre digestion qui est mauvaise.

Voyages.

Un voyage, au moins une fois l'an, est très-hygiénique.

Apéritifs, digestifs, calmants.

Les meilleurs sont l'air pur ou le grand air, la sobriété et l'exercice. Une demi-heure après vos repas, prenez une tasse d'anis vert bien bouilli, que vous pourrez additionner légèrement d'un peu de cognac ou de rhum.

Aussitôt après une grande émotion, prenez une tasse dudit anis vert additionné de deux ou trois feuilles de tilleul seulement infusées. Cette tisane, prise trois heures après votre repas du soir, facilitera le sommeil ; pourtant n'oubliez pas que les boissons chaudes affaiblissent, que les tièdes et les affadissantes sont indigestes, et que les rafraîchissantes vous indisposent.

Constipation.

L'observation de mon régime la supprimera.

Chauffage.

Chauffée au bois ou au charbon de terre, toute pièce possédant une cheminée bien ventilée n'offre pas d'inconvénient. Vous ferez bien pourtant de renouveler l'air de temps à autre, surtout le matin à votre lever et le soir avant de vous coucher.

Coucher.

Coucher dans une chambre qui ait une cheminée, est très-utile. Couchant à deux, évitez de respirer l'air non vital que votre co-coucheur rejette. Vous savez combien il importe que votre chambre soit exposée au midi.

Un oreiller de paille vaut mieux qu'un oreiller de plumes.

RÉGIME.

Lever à six,
Dîner à dix,
Souper à six,
Coucher à dix,
Font vivre l'homme dix fois dix.

Ancien proverbe.

La simplicité de mon régime le fera rejeter. A ceux qui auraient plus de foi dans tel remède décoré d'un nom grec, latin ou barbare, dont la découverte serait annoncée comme ayant été faite au cap Horn ou à Tombouctou, et qui surtout coûterait fort cher, je réponds : Quels que soient les remèdes que vous preniez, aussi longtemps que vous ne tiendrez pas compte de ce qui précède, vous resterez malades. — A ceux qui, levant les épaules, diront que « vivre de régime et manger à ses heures est un tort, et qu'il vaut mieux s'habituer à tout en ne s'habituant à rien, » — je répondrai seulement que s'habituer à tout me paraît être aussi une habitude, et une habitude moins pratique qu'il ne semble et assurément malsaine ; que le nerveux doit manger lorsqu'il a faim, sous peine de mauvaise digestion ou d'indigestion ; qu'en mangeant à ses heures, il n'aura faim qu'à ses heures, et qu'il apprendra ainsi à distinguer les aliments qu'il digère facilement de ceux qu'il ne digère qu'avec peine.

Mais, pour vous, nerveux et tempéraments affaiblis, qui, de bonne foi, doutez que la connaissance de ce qui précède et votre obéissance à mon simple et économique régime suffisent à vous donner la quiétude après laquelle vous aspirez, et que rien n'a pu vous procurer, observez : vous jugerez.

Levé tard, jeûnez ou remplacez votre premier déjeuner par l'un des vermifuges dont j'ai parlé.

Levé tôt, prenez, soit :

Un morceau de pain rassis et bien cuit que vous pourrez arroser d'un verre de vin rouge additionné ou pas d'eau et de sucre ;

Une tasse de chocolat à l'eau, clair, léger ;

Un biscuit de mer ;

Une soupe composée de beurre ou d'huile d'olive, d'ail, de sel, de poivre, d'une demi-feuille de laurier et de pain ou de pâtes d'Italie que, pour le goût comme pour la digestion, il ne faut pas faire bouillir trop longtemps ;

Un bouillon avec du pain ou des pâtes d'Italie ; une soupe aux pommes de terre, avec ou sans poireaux ;

A 11 heures ou midi, soupe ou potage comme au premier déjeuner ; bœuf rôti ; bœuf bouilli chaud ou froid ; beefsteak bien cuit, sans beurre ni persil.

Usez peu du veau, dont la digestion est difficile ;

Selon la contrée ou la saison, une côtelette de mouton dont vous aurez soigneusement ôté tout le gras, ou une tranche de gigot sans jus ou sauce;

Pommes de terre bouillies, rôties sous la cendre, en purée ou préparées avec du bœuf;

Certains poissons de mer, tels que limandes, merlans, etc., bouillis, frits ou rôtis; goujons et beaucoup d'autres poissons de rivière; la digestion du poisson n'est pas facile;

Asperges, artichauts, purgatif léger, bouillis ou à la provençale; fèves fraîches, pois verts et haricots verts, frais et très-tendres;

Légumes secs décortiqués, en purée ou en farine;

Petits oiseaux rôtis; pigeons rôtis, mais peu souvent; poulets rôtis, quoique de digestion difficile;

Anchois au sel, arrosés d'huile, de vinaigre de vin et que vous pouvez additionner d'ail et de menthe poivrée;

Certains fromages, et généralement ceux appelés Brie, Bondon, Neufchâtel, Mont-Dor fin;

Biscuits et gâteaux non composés de lait ou d'œufs; massepains;

Marrons bouillis;

Poires cuites;

Oranges douces, pêches, pruneaux, dattes; confitures de poires, de prunes; miel;

Vin rouge; remarquez que souvent les marchands mêlent du vin blanc dans du vin rouge.

Prendre un verre de cognac, de rhum ou de toute autre boisson alcoolique aussitôt après les repas, c'est gêner la digestion.

A 6 ou 7 heures du soir, dîner; mêmes aliments qu'au repas précédent.

Ne mangez ni ne buvez immédiatement après une longue course ou un travail fatigant.

Reposez-vous une demi-heure au moins après vos repas.

Prenez vos repas très-régulièrement et laissez un intervalle de quatre heures au moins entre le repas du matin et celui du jour; de six heures au moins entre le repas du jour et celui du soir, et de trois heures au moins entre le repas du soir et le coucher.

Paris. — Imprimerie de E. Donnaud, rue Cassette, 1.

. . . .

Hygiène. . . . . Économie. . .

. . . . ; voilà l'utilité du carême : n'en doutez point. . . . .

. . . .

. . . . . pour savoir à quels jours vous devez compter sur la pluie, cette année comme les prochaines, et indéfiniment. . . . .

A. FASCE.

(*Extraits d'ouvrages en préparation.*)

MÊME LIBRAIRIE

ENCYCLOPÉDIE HYGIÉNIQUE

Par A. DEBAY

Hygiène alimentaire. Histoire simplifiée de la digestion des aliments et des boissons, à l'usage des gens du monde. 1 vol. 3 »

Les Influences du Chocolat, du Thé et du Café sur l'économie humaine, leur analyse chimique, leur falsification, leur rôle important dans l'alimentation. 1 vol. 2 50

Hygiène des Baigneurs. Histoire des bains en général chez les anciens et les modernes. — Conduite du baigneur avant, pendant et après le bain. 4e édit., 1 vol. . . . . 3 »

Hygiène vestimentaire. Les Modes et les Parures chez les Français, depuis l'établissement de la monarchie jusqu'à nos jours, précédé d'un curieux parallèle des modes chez les anciennes dames grecques et romaines. 1 vol. . . . . 3 »

Histoire naturelle de l'homme et de la femme depuis leur apparition sur le globe terrestre jusqu'à nos jours, suivie de l'histoire des monstruosités humaines. 11e édit., 1 fort vol. gr. in-18 jésus, orné de 10 gravures. . . . . 3 »

Les Mystères du sommeil et du Magnétisme ou Physiologie anecdotique du Somnambulisme naturel et magnétique. — Songes prophétiques. — Extases. — Visions. — Hallucinations. 6e édit., 1 vol. 3 »

Hygiène des douleurs. — *Des Nerfs* et de leur influence sur le physique et le moral. — *Des Sens,* mécanisme de leurs fonctions, etc. 1 vol. 3 »

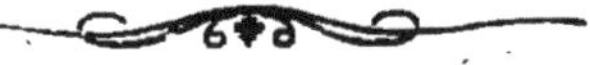

Paris. — Imp. de E. DONNAUD, rue Cassette, 1.

www.ingramcontent.com/pod-product-compliance
Ingram Content Group UK Ltd.
Pitfield, Milton Keynes, MK11 3LW, UK
UKHW012130240726
13965UKWH00005B/2077